T0287539

Jon Kabat-Zinn

——◆——

MINDFULNESS PARA ALIVIAR EL DOLOR

——◆——

Este libro reproduce textualmente
las meditaciones guiadas del CD

Título original: Mindfulness Meditation for Pain Relief:
Guided Practices for Reclaiming Your Body and Your Life

© 2010, Jon Kabat-Zinn
Translation published by exclusive license from Sounds True, Inc.
© 2018 by Editorial Kairós, S.A.
Numancia 117-121, 08029 Barcelona, España
www.editorialkairos.com
www.letraskairos.com

© de la traducción del inglés al castellano: Fernando Mora
Selección de citas: Gil Padrol
Fotocomposición: Óscar Valero
Impresión y encuadernación: Litogama, Barcelona
Primera edición: Abril 2018
ISBN: 978-84-9988-628-2
Depósito legal: B 1.838-2018

ÍNDICE

INTRODUCCIÓN

"

El cultivo del mindfulness consiste en aprender a recopilar y concentrar la energía desperdiciada. Así aprendemos a tranquilizarnos lo suficiente como para adentrarnos y morar durante más tiempo en la relajación y el bienestar y sentirnos personas más completas e integradas. Esta forma de conectar y encarnar nuestra totalidad nutre, al tiempo que restablece, la salud de nuestro cuerpo y de nuestra mente.

Jon Kabat-Zinn, *Vivir con plenitud las crisis*

"

En primer lugar, dedicaremos unos instantes a cobrar consciencia de cómo son las cosas para ti en este momento.

Dado que estás escuchando la introducción a este programa, obviamente te hallas preparado para él. Así pues, veamos sencillamente qué se siente al sumergirse en el momento presente tal como es. En cualquier caso, debemos hacerlo juntos, tú con tu experiencia, y yo con la mía, con plena consciencia.

Lo primero que advertirás es el sonido de mi voz mientras hablo, así como el sonido y la sensación interior de silencio y alerta cuando dejo de hablar o incluso por debajo de mis palabras. También es posible que percibas otros sonidos que pueden llegar a tus oídos cuando dejo de hablar, como, por ejemplo, los sonidos en la habitación, los del exterior, los de la naturaleza o los de cualquier otra procedencia. Tan solo trata de experimentarlos durante unos instantes como meros sonidos, sin nombrarlos siquiera o preguntarte acerca de su origen.

También puedes ser consciente del aire que los transporta hasta tus oídos, del aire que hay alrededor de tu cuerpo, del aire que respiras. ¿Qué ocurre con tu respiración? ¿Puedes percibir la respiración, la sensación del aire que entra en tu cuerpo con cada inhalación y que sale de él con cada exhalación? ¿Puedes sentir las sensaciones producidas en tu cuerpo por esta inspiración y esta espiración? ¿Sientes también la totalidad de tu cuerpo? ¿Eres consciente de todo tu cuerpo sentado o acostado respirando?

Simplemente observa si eso te resulta posible, sin ejercer ningún esfuerzo, siendo consciente de todo tu cuerpo sentado o acostado mientras respiras.

⏱ Pausa 15 segundos

¿Puedes ahora identificar un lugar o una zona de tu cuerpo en la que, en este momento, no experimentes ningún dolor?

En caso afirmativo, tan solo observa si puedes ser consciente del modo en que experimentas las sensaciones en esa zona, tal vez acompañadas de la sensación de la respiración.

⏱ Pausa 15 segundos

A continuación, trata de ser consciente de alguna zona de tu cuerpo en la que, en este momento, experimentes algún tipo de malestar.

⏱ Pausa 05 segundos

Durante unos breves instantes céntrate en dicha zona y la intensidad de las sensaciones que experimentas, con un mínimo de apertura, echando tan solo un vistazo, como si introdujeses un dedo del pie en el agua y luego lo sacases de ella.

🕐 Pausa 10 segundos

¿Qué percibes?

🕐 Pausa 05 segundos

¿Qué sientes, en este momento, cuando prestas atención al dolor o la incomodidad?

🕐 Pausa 07 segundos

Si puedes ser consciente de estos aspectos de tu experiencia, aunque solo sea durante breves instantes, y simplemente sientes lo que sea que sientas, ya estás bien encaminado para desarrollar una nueva relación, potencialmente sanadora, con tu dolor y, lo que es más importante, con tu mente y tu cuerpo.

🕐 Pausa 05 segundos

Y, si en este momento, este breve ejercicio te ha parecido difícil e insatisfactorio, o incluso poco prometedor, bien, esa es exactamente la razón por la que este programa de meditación mindfulness para el alivio del dolor contiene toda una serie de ejercicios guiados con los que puedes trabajar para desarrollar y profundizar tu capacidad natural de encontrar nuevas formas de relacionarte con el dolor y el sufrimiento, así como una nueva libertad para vivir tu vida con mayor calidad y bienestar.

⏱ Pausa 08 segundos

Si estás escuchando estas palabras, hay muchas posibilidades de que tu vida se halle, de una manera u otra, condicionada por el dolor y por el sufrimiento, tanto físico como emocional, que habitualmente lo acompañan.

Así pues, hay dos cosas que tal vez quieras tener muy presente desde el principio de nuestro trabajo juntos. La primera es que no estás solo, y la segunda es que es posible aprender a convivir con un dolor que no se deja mitigar ni desaparece fácilmente.

Decenas, si no cientos de miles de personas han descubierto que convivir con el dolor es un proceso, una especie de danza. Si bien, tal vez, no es esta la música que tú hubieses elegido si controlaras completamente cómo se desarrollan las cosas en tu vida, es, sin embargo, algo con lo que puedes trabajar de maneras maravillosas y sumamente liberadoras, en especial si estás dispuesto a invertir una cierta cantidad de trabajo personal.

La buena noticia es que no hay una manera correcta de llevar a cabo este trabajo. No existe un libro de recetas, ni tampoco un criterio universal aplicable a todos los casos. Cada cual es único y cada uno debe, a la postre, encontrar su propia manera no solo de sobrevivir sino de vivir bien ante la dificultad, los retos y lo no deseado, que, tarde o temprano, nos alcanza a todos en la vida.

Así pues, tu experiencia única, incluyendo las dificultades particulares que afrontas y con las que tienes que trabajar, pasa a formar parte del trabajo del mindfulness, en lugar de ser un obstáculo para que seas consciente del dolor y puedas aliviarlo, algo a lo que puede conducir el mindfulness.

Con esta actitud no hay, de hecho, manera de equivocarse, porque no tratamos de forzar que nada sea diferente de lo que es, sino tan solo de sostenerlo en nuestra consciencia. De ese modo, tanto el dolor como nuestra relación con él pueden cambiar profundamente.

Hay evidencias convincentes, procedentes de los estudios sobre el dolor, de que, cuanto mayor es la intensidad de las sensaciones angustiosas, más beneficiosas son las estrategias que tratan de promover una mayor consciencia, y menos eficaces las estrategias de distracción a la hora de aportar alivio. Prestar atención es más positivo que mirar hacia otro lado. Los atletas de élite, por ejemplo, conocen esto de primera mano y tienden a monitorizar la experiencia sensorial de su cuerpo, momento a momento, tanto en los entrenamientos como en la competición. La evidencia clínica sugiere que lo mismo es aplicable a los pacientes aquejados de condiciones de dolor crónico.

Si estás escuchando en este momento, es muy probable que ya estés preparado y motivado para llevar a cabo este trabajo, quizá porque las otras opciones que has intentado solo han sido beneficiosas hasta cierto punto, si es que lo han sido en modo alguno, y porque el dolor sigue erosionando seriamente tu calidad de vida.

⏱ Pausa 04 segundos

Utilizo la palabra «trabajo», pero, en realidad, el mindfulness es tanto un trabajo como un juego.

Es como lanzarte a una danza, tanto si has elegido la música como si no. Es comparable a un experimento, a una aventura para reclamar tu vida en la medida de lo posible. Y no podemos conocer de antemano lo que es posible, a menos que nos entreguemos al proceso de la manera más entusiasta que podamos en cada momento, y otorguemos a este programa y a nosotros mismos una oportunidad justa para ver lo que sucede.

Es de ese modo como aprendemos de la vida. Y una de las cosas que aprenderemos y experimentaremos es que, si lo escuchamos profundamente, incluso el dolor, que tal vez nos parece a veces nuestro peor enemigo, puede llegar a convertirse en nuestro maestro y, en última instancia, en nuestro aliado y amigo.

⏱ Pausa 05 segundos

Se trata de probar a abrirnos un poco con consciencia a lo que experimentamos. Esta consciencia es un regalo natural que siempre nos ha acompañado. Así pues, este programa ofrece una gama de prácticas para trabajar con el cuerpo del modo en que hemos vislumbrado, al principio, durante unos momentos.

Si estás dispuesto a sumergirte en ella, la práctica del mindfulness puede servir como una puerta fiable de retorno a tu vida, incluso ante un malestar importante y, a veces, ante una falta temporal de energía y motivación.

En cualquier caso, esta aventura implica un cierto grado de disciplina diaria.

Pero ¿hay algo más?

Todo lo que tiene un valor real requiere cierto grado de esfuerzo y resolución constantes, a menudo frente a nuestras propias dudas y escepticismo y los modos en que solemos socavar nuestro propio poder o nos decimos a nosotros mismos que no disponemos de opciones, cuando, en realidad, las tenemos, aunque no seamos demasiado buenos reconociéndolo.

En realidad, una mente abierta al escepticismo, junto con la voluntad de experimentar aquello que es posible en nuestra mente y nuestro cuerpo, son actitudes importantes y bienvenidas para emprender este viaje y acometer este trabajo. De hecho, cabe la posibilidad de que descubras que son recursos esenciales en tu ciclo de aprendizaje y una fuente continua de motivación positiva.

Aun así, no existen garantías absolutas en este camino, como tampoco hay garantías en la vida. Pero, por lo menos, tendrás la oportunidad de descubrir directamente que existe una gran diferencia entre el dolor y el sufrimiento y, a medida que se desarrolle este proceso, comprobarás que, si bien en esta vida a veces el dolor puede ser inevitable, el sufrimiento es opcional.

Por sí sola, la encarnación de esa comprensión puede suponer una gran diferencia, aunque el dolor en sí también puede cambiar e incluso atenuarse. No sabes lo que surgirá a lo largo de este camino hasta que no lo recorras tú mismo. No tienes nada que perder y potencialmente mucho que ganar.

Así pues, bienvenido a esta aventura de una vida entera, que es el cultivo del mindfulness.

Este programa se basa en más de treinta años de experiencia en el hospital de la Universidad de Massachusetts, trabajando con pacientes aquejados de condiciones de dolor crónico, muchos de los cuales habían sido tratados por médicos y especialistas. Después de intentar diversos procedimientos de tratamiento, a menudo con un éxito mínimo o nulo, la conclusión era que tenían que aprender a vivir con ello. Y ese era, por lo general, el final de la historia, hasta que en el año 1979 se fundó la Clínica de Reducción del Estrés. A partir de ese momento, los médicos de la clínica del dolor, del servicio ortopédico y de neurología, así como los especialistas y los generalistas de atención primaria por igual, pudieron decir algo más, aparte de que los pacientes tenían que aprender a vivir con ello.

Pudieron entonces decir a sus pacientes que iban a referirlos a la Clínica de Reducción del Estrés basada en el mindfulness, o, como también suele denominarse, el MBSR. En la clínica que tenemos en el hospital, en el Departamento de Medicina, pueden ponerse manos a la obra y emprender este aprendizaje junto con muchas otras personas que, como ellos, también luchan con condiciones de dolor crónico y otras crisis y trastornos médicos.

Desde el principio, la reducción del estrés basado en el mindfulness se ha basado en investigaciones científicas y en la documentación de los resultados alcanzados por nuestros pacientes, con el fin de disponer de la constatación objetiva de que, en realidad, se producen cambios positivos importantes, y en algunos casos cambios sorprendentes, durante el periodo de ocho semanas del programa en la Clínica de Reducción del Estrés y el seguimiento posterior, el cual puede durar hasta cuatro años.

Estos estudios fueron recogidos en varios artículos publicados en la literatura médica en la década de 1980. En la actualidad, otros centros y laboratorios se han ocupado de estos hallazgos, algunos de ellos utilizando las nuevas tecnologías de imagen cerebral desarrolladas desde aquellos días. De ese modo, ensayos clínicos cuidadosamente controlados están poniendo de manifiesto que el MBSR realmente aumenta la habilidad de las personas para entablar amistad y convivir con el dolor de maneras que reducen o eliminan significativamente el factor del sufrimiento y, muchas veces, también el nivel de dolor.

Somos famosos por decirles a nuestros pacientes que, con independencia del diagnóstico que reciban, en nuestra clínica vemos a personas aquejadas de cáncer, dolencias cardíacas y todo tipo de condiciones médicas imaginables, así como por afirmar que, mientras respires, hay más bueno dentro de ti que malo, sin importar lo que esté mal.

Aunque en ocasiones esa afirmación es difícil de aceptar, de hecho, es así. Incluso si solo nos quedase un día de vida, parte del compromiso con nuestros pacientes consiste en trabajar juntos para dedicar nuestra energía al cultivo de la atención y la plena aceptación, momento a momento, de lo que está bien en nosotros, permitiendo que el resto se cuide a sí mismo o pase a ser competencia de otros servicios del hospital. Miles de personas aquejadas de condiciones patológicas crónicas de todo tipo han constatado que este es un buen enfoque para introducir un cambio positivo de perspectiva y abrirse a lo posible y lo desconocido, más allá de lo que la ciencia médica puede decirnos en un momento dado con alguna certeza sobre nuestra condición específica. A pesar de todo lo que conocen la ciencia y la medicina, la investigación y la exploración siempre tienen mucho más que descubrir.

Y lo mismo ocurre con la mente y sus capacidades. Nuestra mente es ilimitada y tiene la capacidad de sostener cualquier cosa que surja en nuestra experiencia de maneras sorprendentes, tanto tranquilizadoras como curativas. Así pues, podemos explorar este camino y, al mismo tiempo, beneficiarnos de

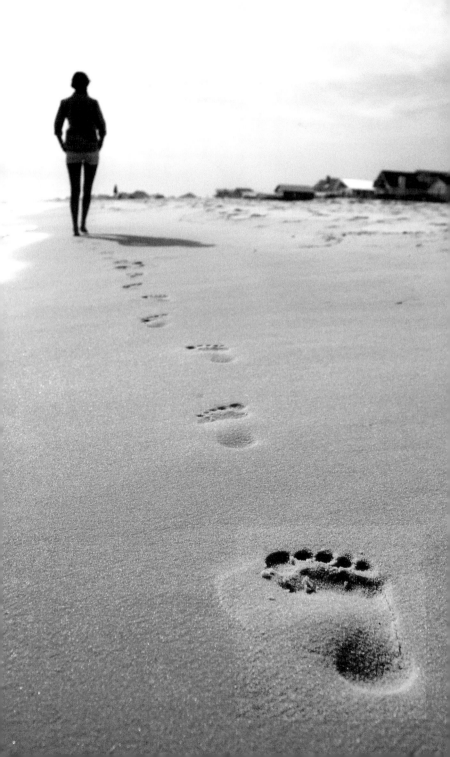

nuestras propias exploraciones. Este es el viaje que emprenderemos juntos en este programa.

Este trabajo y la nueva comprensión de la medicina se hallan bajo la rúbrica de un nuevo campo llamado a veces «medicina del cuerpo-mente» y también «medicina integrativa». Pero, con independencia de cómo lo denominemos, implica la movilización de profundos recursos internos que todos nosotros poseemos, dado que son recursos humanos de aprendizaje, curación y transformación que están incorporados en nuestro ADN y asentados en los maravillosos sistema nervioso y sistema inmunológico del cerebro humano.

Todas nuestras capacidades para aprender y crecer en nuestra comprensión del mundo y de nosotros mismos, para sanar y transformar nuestras vidas, se basan, a su vez, en nuestra habilidad para prestar atención y en el cultivo de nuestra facultad de consciencia, uno de los aspectos más profundos y notables de nuestra mente y nuestro cuerpo.

Así pues, en este programa, nos ocuparemos de desarrollar y perfeccionar nuestra habilidad para acceder a estas capacidades básicas que ya poseemos y que nos hacen más humanos, pero para las cuales casi nunca recibimos un entrenamiento explícito en nuestra educación.

Lo cierto es que la educación enfatiza cómo pensar, pero nunca nos enseña realmente a prestar atención ni a descansar en la consciencia, aunque esta sea, cuanto menos, tan poderosa como nuestra capacidad de pensar, puesto que podemos, si así nos lo proponemos, mantener de manera natural cualquier pensamiento en la consciencia y conocerlo por lo que es, es decir, como un pensamiento, como un evento pasajero en el campo de la mente.

¿Cómo lo hacemos? No lo sabemos. Es un misterio.

Sea como fuere, es en nuestra consciencia y en nuestra capacidad de prestar atención donde reside, por extraño que pueda parecernos, el potencial de curación y transformación para relacionarnos con el dolor.

Pero, de acuerdo con el espíritu de este programa y de esta aventura en la que nos embarcaremos juntos, no espero ni quiero que creas ciegamente en lo que digo.

Solo tú eres el verdadero experto en tu vida, tu experiencia, tus aspiraciones y tus temores. Eres tú el que está al mando, y yo solo te ayudaré en la navegación, haciendo uso de los mapas científicos más actualizados de lo que sabemos acerca del dolor y la conexión entre cuerpo y mente, hasta que aprendas a navegar por este territorio por ti mismo, utilizando toda la información que te proporcionen tu cuerpo, tu mente, tu vida y tus relaciones.

En primer lugar, ofreceremos una definición operativa del mindfulness para que sepamos de qué estamos hablando cuando utilizamos esta palabra.

Puedes concebir el mindfulness como pura consciencia; en particular, la consciencia que surge al prestar una atención deliberada al momento presente, sin juzgar ni reaccionar a lo que aparece en el campo de la experiencia. Ya tenemos esa consciencia. Es parte del ser humano, tanto como nuestra capacidad de pensar o de respirar.

Así pues, siempre es posible que te preguntes en cualquier momento: ¿Mi consciencia del dolor es el dolor? Y luego observa y ve. También puedes ampliar esta línea de investigación para preguntarte si tu consciencia del miedo es idéntica al miedo, si la consciencia del enfado es lo mismo que el enfado, o si la consciencia de la tristeza es lo mismo que la tristeza.

Cuando la experimentamos directamente, esta exploración es sumamente reveladora y liberadora.

Por supuesto, la ausencia de juicio y de reactividad parece algo ideal, pero esa no es, de hecho, la forma en que nos referimos a ello. Se trata, más bien, de una manera de relacionarnos experimentando el compromiso, lo mejor que podamos, de suspender nuestros juicios durante un periodo y poner entre paréntesis la creencia en nuestros razonamientos como si estos fuesen verdaderos.

Por supuesto, cuando las cosas no son de nuestro agrado, juzgamos y tendemos a reaccionar de manera automática, pudiendo ser emocionalmente muy reactivos, sobre todo cuando sufrimos. Así pues, como veremos más adelante durante las prácticas, tenemos que limitarnos a observar los juicios y las reacciones que surgen. Lo mejor que podemos hacer es abstenernos de reaccionar o de juzgar nuestras reacciones.

También es importante tener en cuenta una serie de principios, actitudes y perspectivas a la hora de cultivar un enfoque atento para trabajar con condiciones de dolor crónico o cualquier otro elemento estresante de nuestra vida. Hay siete puntos que es fundamental tener en mente, revisitar, recordar y escuchar una y otra vez, al igual que las prácticas de meditación que vamos a llevar cabo todos los días, e incluso momento a momento, a lo largo de la jornada.

Primero. Como ya hemos mencionado, mientras respires, hay más bien dentro de ti que mal, con independencia de lo que esté mal. Y nuestro trabajo implicará movilizar los recursos interiores del paisaje interno de tu cuerpo y tu mente para ponerlos a tu servicio, mejorando la calidad de tu vida momento a momento y día tras día.

Segundo. Uno de estos recursos internos es el poder del ahora. El poder del ahora es enorme. Y, sin embargo, persistimos en vivir la mayor parte del tiempo en el pasado o en el futuro, en la memoria o en la preocupación, en la planificación y en la anticipación constantes, sin nunca darnos cuenta ni reconocer lo poderoso y sanador que es habitar este momento, el único en el que estamos vivos.

Por extraño que parezca, resulta muy desafiante vivir de verdad en el presente, aunque este sea el único momento en el que realmente podemos hacer algo para aprender, para crecer, para llegar a aceptar las cosas tal como son, para amar y para expresar nuestro afecto y aprecio hacia los demás, todo lo cual requiere práctica continua.

Tercero. Por supuesto, somos felices cuando nos hallamos en el momento presente, siempre y cuando sea exactamente de nuestro agrado. Pero, por lo general, nunca es tan bueno o tan agradable como nos gustaría que fuese. Eso es cierto aun cuando no padezcamos una condición de dolor crónico a la que responsabilizar de la causa de todos nuestros problemas.

¿Te has dado cuenta de lo fácil que resulta desear siempre que las cosas sean diferentes de cómo son en realidad? Ciertamente no queremos habitar el momento presente si no nos gusta, y ciertamente no nos gusta cuando padecemos un dolor considerable. Así pues, es fácil dejarse atrapar por los intentos de distraernos y de escapar del presente, porque este no nos agrada.

Cuarto. Tenemos dos opciones habituales cuando afrontamos situaciones que no nos gustan ni queremos que nadie sufra debido a ellas. Como acabamos de ver, podemos tratar de apartarnos, intentando ignorarlas y eludirlas lo mejor que podamos; o bien, alternativamente, podemos obsesionarnos de manera interminable con nuestros problemas y sentirnos víctimas.

Asimismo, como hacen muchas personas, también podemos recurrir a los recursos corrientes que tenemos a nuestra disposición para mitigar el dolor, como el alcohol, las drogas, la comida o la televisión.

Pero esas estrategias de afrontamiento no solo no funcionan, sino que son adictivas, teniendo terribles consecuencias que pueden a largo plazo empeorar nuestra vida. También podemos caer en el hábito de mostrarnos irritables, bruscos y enfadados a causa de nuestro propio dolor y frustración; o bien parecer emocionalmente distantes y desconectados de los demás y de la vida, en un estado de contracción perpetua del cuerpo y la mente.

Ninguna de estas estrategias de afrontamiento consigue, en apariencia, que nos sintamos más cómodos o felices teniendo que soportar y sobrellevar nuestra situación. Y, como solemos comprobar tarde o temprano, culpar de todos nuestros problemas al dolor tampoco consigue que las cosas mejoren, todo lo cual puede agravar aún más nuestra frustración e incluso nuestra desesperación.

Quinto. Pero existe un tercer modo de abordar las experiencias dolorosas, un modo relacionado con ser, más que con tratar de hacer y de forzar continuamente las cosas, un modo que no implica alejarse de las experiencias dolorosas ni dejarse abrumar por ellas. Este tercer modo es el camino del mindfulness, el camino que nos lleva a abrirnos a nuestra experiencia y a entablar amistad con ella.

Por más extraño que parezca, lo llevamos a la práctica volviéndonos hacia aquello que más tememos sentir y abriéndonos poco a poco, y solo en la medida en que elegimos hacerlo, a la gama completa de nuestra experiencia en un determinado momento, incluso cuando lo que experimentamos es muy desagradable, molesto y no deseado.

Puedes concebirlo como extender una alfombra de bienvenida a lo que ocurre, puesto que, sea lo que sea, ya está ocurriendo. Cualquier intento de alejarnos de ello no es, en realidad, sino negar la situación, algo que no ayuda demasiado, y sucumbir a la resignación, la sensación de estar derrotado, la depresión o, tal vez, incluso la lástima hacia uno mismo. Por eso, es obvio que, si tomamos la ruta del alejamiento, solo conseguiremos empeorar las cosas y desaprovecharemos la oportunidad de aprender lo que el dolor tiene que enseñarnos. Si decidimos darle la espalda, aunque nos parezca más sencillo cuando nos hallamos en un estado mental depresivo, nunca encontraremos nuevas coyunturas, nuevas posibilidades, nuevos comienzos, nuevas formas de ser, disponibles para nosotros en el marco de nuestras circunstancias, nuestra mente y nuestro cuerpo.

No descubriremos que podemos tornarnos más fuertes y flexibles ante aquello que afrontamos, ni seremos capaces de ver nuevas opciones para relacionarnos con aquello que nos vemos obligados a soportar, que es el significado original en latín de la palabra «sufrir». Aunque sea difícil, el enfoque del mindfulness de orientarnos hacia nuestra experiencia o de abrirnos a ella, puede conducir fácilmente a nuevas maneras de ver, incluyendo nuevas posibilidades para afrontar la situación en cada momento, nos guste o no, la queramos o no.

Esto es lo que se llama «resiliencia» y «fuerza interior». La práctica nos permite cultivar una forma de vivir y de adaptarnos a lo que la vida nos ofrece.

Es la catástrofe total, que es como Zorba el griego definía la condición humana.

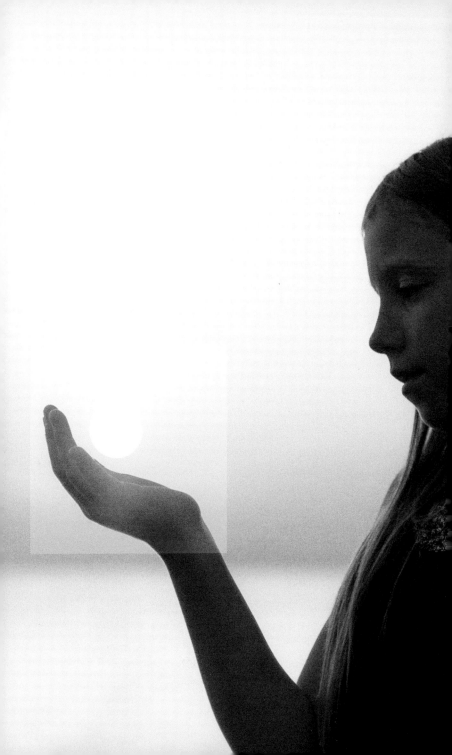

Sexto. El sendero del mindfulness implica aprender a abrirnos, con bondad y compasión, a nosotros mismos, a la experiencia de cada momento, tanto si lo que experimentamos es agradable como si es desagradable, o si no es ni una cosa ni la otra; y sin juzgar las experiencias buenas si nos gustan, ni las malas si las odiamos, ni aburrirnos si no tenemos un sentimiento en particular en un sentido o en otro. Como ya hemos señalado, eso no significa que vayamos a dejar de juzgar por completo, pero sí que podemos generar la intención de suspender nuestra tendencia a juzgarlo todo rápidamente, según si nos gusta, o lo contrario. Y también, en el caso de que nos guste, nuestra tendencia a reaccionar emocionalmente y de una forma bastante automática con codicia, incluso con avaricia, queriendo siempre más o tratando de prolongar la situación; o bien con rechazo, ira, odio o decepción, si no nos gusta y, en consecuencia, queriendo que desaparezca.

Por lo tanto, la ausencia de juicio y el equilibrio emocional frente a las circunstancias desafiantes son factores que podemos cultivar al trabajar de manera consciente con nuestra experiencia momento a momento, aunque no como un ideal que tratamos de imponernos o que nos esforzamos por alcanzar, sino como un potencial que ya tenemos y que podemos aprender a reconocer, llevando una mayor consciencia a esas circunstancias cuando surjan.

Con el tiempo y con la práctica, constataremos que somos menos reactivos emocionalmente y menos severos en nuestras críticas, y más amables y comprensivos con nosotros mismos y con nuestras experiencias, cualesquiera sean estas. Y este será cada vez más nuestro estado habitual, en lugar del resentimiento, la ira, el miedo, el desprecio hacia uno mismo y la contracción, tanto mental como corporal. Dado que este tipo de contracción de la mente y el cuerpo suele incrementar la intensidad de nuestro dolor y agravar nuestra desdicha y sufrimiento, esta es una manera sencilla de ejercer una influencia positiva y significativa en nuestro dolor.

Séptimo. Nada de esto tiene relación alguna con hacer desaparecer nada. No tratamos de controlar o de suprimir nuestro dolor, como tampoco intentamos controlar o suprimir nuestras emociones, ni tratamos de arreglar nada en absoluto, aunque queramos hacerlo o nos sintamos impotentes y resentidos porque la medicina sea incapaz de solucionar lo que sentimos que es nuestro problema. Por el contrario, solo buscamos un lugar para sentarnos o mantenernos en pie, un refugio momentáneo dentro del cual contemplar el momento presente y quizá descubrir un poco de calma en medio de las circunstancias.

Sin embargo, este es un ejemplo sorprendente de lo que a menudo denomino «no hacer» o simplemente «ser», que puede conducir muy rápidamente a que las cosas cambien, aunque de hecho las cosas siempre están cambiando, incluidos nuestro dolor y la relación que establecemos con él. Pero, a veces, nos hallamos demasiado atascados en nuestros hábitos de pensamiento, en los mismos viejos pensamientos respecto a nuestra condición, desesperados por alcanzar otro lugar o por arreglar algo que creemos que está averiado o bien conseguir que desaparezca.

Pero este mismo deseo y fijación puede hacer que ese estado de cosas perdure más tiempo, como si alimentásemos de hecho esas energías, como si estuviésemos encerrados en nuestro mundo, impidiendo que las cosas cambien. Sin embargo, nuestro cuerpo siempre está cambiando. Esa es la ley natural, la ley de la transitoriedad, que hace que todo cambie. ¿Por qué deberíamos ser nosotros una excepción? Así pues, a veces la paciencia y la tolerancia pueden ser necesarias y una buena estrategia para permitir que las cosas cambien e incluso sanen por sí solas.

De ese modo, ahora que estamos llegando al final de esta parte del programa, permíteme sugerirte que lo escuches una y otra vez, durante las semanas y meses venideros, hasta que te hartes de oírlo y luego sigas escuchándolo un poco más, de vez en cuando, hasta que lo que se dice aquí se convierta en una segunda naturaleza para ti, no solo en tus pensamientos, no solo en tu cabeza, sino también en tu ser y en tu conocimiento en un nivel mucho más profundo que el del pensamiento; en particular, en el nivel de la consciencia y la sabiduría innata del cuerpo y del ser humano nutrido por la propia experiencia de la vida que se despliega momento a momento y día tras día. Por supuesto, la idea es que lo lleves a cabo en conjunción con el uso regular de las prácticas guiadas de mindfulness contenidas en la segunda parte del programa, para construir, poco a poco, tu propio fundamento de la consciencia carente de juicios, que es, como hemos visto, el significado del mindfulness. Y debes practicar trabajando de manera sistemática con todo tu cuerpo tal y como es en cualquier día, con tu respiración, tu dolor, tus pensamientos y tus emociones, y, sobre todo, con la consciencia misma, observando hasta qué punto eres capaz de construir una manera nueva y más amable de relacionarte no solo con el dolor y el sufrimiento, sino también contigo mismo y con las alegrías inherentes de la vida.

Un último consejo antes de que pasemos a trabajar con las prácticas guiadas del mindfulness: antes de empezar el mindfulness, lo mejor es que lo dispongas todo para practicar en un lugar cómodo y protegido de tu hogar, donde no vayas a ser molestado por otras personas durante el intervalo que dure cada práctica. Por favor, apaga tu teléfono y cualquier otro dispositivo electrónico que pueda interrumpirte para que este periodo se convierta en un tiempo que dediques solamente a ti, un tiempo para ser en lugar de hacer, un tiempo para cultivar la consciencia atenta mediante estos ejercicios y meditaciones formales, aunque solo sean 10 minutos. Permite, pues, que sean 10 minutos preciosos dedicados enteramente a ti y a aprender a trabajar de manera más eficaz con tu experiencia, por muy dolorosa o grave que te parezca. Lo mismo es aconsejable tanto si son 20 o 30 minutos, como 3 minutos. Si aprendemos a sumergirnos completamente en el momento presente, el tiempo del reloj tiende a desaparecer, y solo hay una experiencia atemporal que puede ser restauradora y sanadora, aunque al principio solo dure breves instantes. No olvidemos que uno de los principios de los que hemos hablado antes es que se puede trabajar prácticamente con cualquier experiencia humana, si uno está dispuesto a afrontarla y efectuar una cierta cantidad de trabajo, lo que, para nosotros, significa participar de todo corazón en estos ejercicios. Se parece un poco al modo en que un músico afina su instrumento. Estas meditaciones nos permiten afinar nuestras propias capacidades internas profundas para la consciencia y el bienestar.

Entonces deja de ser una tarea y se convierte en un juego; en este caso, en un afinamiento óptimo para relacionarnos con la vida.

También es recomendable que decidas de antemano qué postura corporal vas a adoptar mientras trabajas con estas meditaciones guiadas. Todas las prácticas formales de este programa pueden llevarse a cabo acostado o sentado. Si estás acostado, puedes hacerlo en una cama, en un sofá o en el suelo, sobre una estera gruesa, de cualquier manera que te resulte más cómoda, quizá boca arriba o plegado sobre un costado, como mejor te resulte, especialmente si ya padeces algún dolor antes de empezar. Y si estás sentado, trata de encontrar una silla que sea cómoda, pero no una silla en la que te hundas, para tener el máximo apoyo.

Si eres capaz de ello, sería recomendable tratar de sentarte con la espalda recta para que no estés encorvado o inclinado, erguido pero no rígido, en una postura que comprenda los sentimientos de estar alerta y actuar con dignidad; o bien puedes sentarte en el suelo sobre un cojín de meditación, aunque eso podría no ser tan aconsejable si padeces una condición de dolor crónico que involucre a tu espalda o tus piernas. Puedes consultar mi libro *Vivir con plenitud las crisis* para obtener mayores detalles sobre las posturas sedentes, pero, en última instancia, cualquier postura que adoptes estará bien siempre y cuando sientas que es apropiada para promover un mayor estado de alerta y atención, en lugar de somnolencia y sueño.

Y como yo te guiaré una buena parte del tiempo, será útil que experimentes con lo que te digo escuchando mi voz. Sin embargo, al mismo tiempo, eres tú el que está al mando, experimentando lo mejor que puedas lo que señalo o sugiero, no tanto quedándote atrapado en mis palabras, sino mirando hacia donde estas apuntan.

No obstante, si en algún momento, mis palabras suponen un obstáculo para tu propia experiencia, entonces, por todos los medios, desintonízate de ellas lo mejor que puedas y recurre a tu propia experiencia y navegación. Los periodos de silencio, ya sean largos o cortos, tienen por objeto que reposes en la consciencia, abrazando momento a momento cualquier aspecto de la experiencia que hayas escogido destacar en el campo de tu consciencia, incluyendo, por supuesto, cualquier incomodidad que sientas en el cuerpo, sin importar su intensidad.

🕐 Pausa 15 segundos · Campana · 🕐 Pausa 20 segundos

CAPÍTULO 1:
EL PODER DE LA PRÁCTICA DISCIPLINADA

El cultivo sistemático del mindfulness, que lleva floreciendo en numerosos países orientales más de 2.600 años, tanto en entornos monásticos como seglares, ha sido considerado el corazón de la meditación budista. Fueron varios los factores que determinaron, durante las décadas de 1960 y 1970, la expansión por todo el mundo de este tipo de meditación.

Jon Kabat-Zinn, *Vivir con plenitud las crisis*

🕐 Pausa 10 segundos

Por favor, ten en cuenta, mientras trabajamos juntos en las diferentes secciones de este programa, que el poder del mindfulness se desarrolla con la práctica continua. Eso significa, en buena medida, que escuchar las mismas meditaciones guiadas una y otra vez, día tras día, y mes tras mes, puede parecernos a veces una repetición interminable e incluso aburrida. Lo que les decimos a nuestros pacientes en la Clínica de Reducción del Estrés es que no tienen que gustarles estas prácticas de meditación, solo tienen que hacerlas. Al final del programa de ocho semanas, ellos nos confirmarán si realmente les han servido de algo. Pero, entretanto, solo tienen que llevarlas a cabo, les gusten o no. A veces, las prácticas por las que la gente muestra mayor resistencia resultan ser las más eficaces y poderosas para ellos. Así pues, el aburrimiento, la impaciencia o la frustración no tienen por qué suponer un problema; simplemente son estados mentales pasajeros que van y vienen, al igual que cualquier otro estado mental, como la ansiedad, la tristeza o la alegría. Y no solo eso, sino que cada vez que escuches, te darás cuenta de que oyes cosas nuevas que no habías escuchado antes, aunque obviamente han estado ahí desde el principio. Dado que tú no eres el mismo de un día para otro, lo que oyes y entiendes puede no serlo tampoco. Todas estas prácticas son puertas diferentes en una misma habitación, que es la consciencia en sí misma. De ese modo, puedes probar a utilizar diferentes prácticas, dependiendo de tu estado de ánimo, del enfoque del programa y de cuánto tiempo dispongas.

Una vez que estés familiarizado con los diversos elementos del programa, puedes seleccionar o combinar las sesiones para personalizar tu práctica y adaptarla un poco más a ti cada día. Trabajar con estas meditaciones guiadas es un espacio en el que tu motivación a largo plazo es muy importante. Porque lo que haces aquí no tiene nada que ver con la escucha pasiva de mi voz. Por el contrario, es una invitación a la participación activa, momento a momento, por tu parte. Estas prácticas guiadas de mindfulness han sido concebidas para que te sumerjas en ellas y las lleves a cabo de una manera amorosa, disciplinada y participativa, tanto los días que te apetece como los que no. Tu pleno compromiso y atención son esenciales a este respecto. Recuerda que, mientras sigas completamente las instrucciones y las practiques con una base regular, lo estarás haciendo correctamente, aunque en ocasiones te parezca que puedes no estar haciéndolo bien, o pienses que, si lo hicieses bien, tendrías alguna experiencia mágica maravillosa o especial, quizá mejor que lo que experimentas en cualquier momento dado.

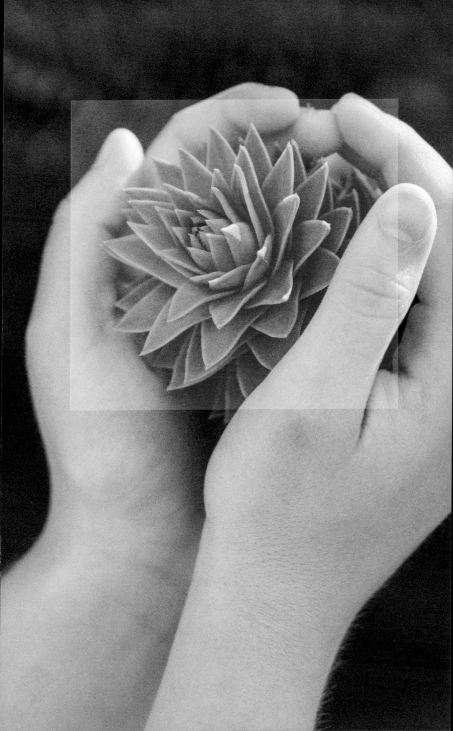

Pero el mindfulness no persigue alcanzar una experiencia especial, ya sea de mayor calma, relajación, comprensión profunda, o incluso la liberación del dolor, todos los cuales pueden o no ser parte de tu experiencia en un determinado momento. Con toda probabilidad, disfrutarás de muchos momentos de profunda calma, una sensación de mayor bienestar y comprensión, y quizá incluso de mucha menos incomodidad y sufrimiento. Pero, al momento siguiente, como hemos visto y veremos aún más, lo más probable es que cambie tu experiencia, sea cual sea esta.

Por paradójico que pueda parecer, la práctica del mindfulness para aliviar el dolor no trata de conseguir ningún resultado en particular o un determinado estado mental ni corporal, por mucho que lo deseemos. Y eso se aplica incluso al alivio del dolor. El poder del mindfulness radica precisamente en no apegarse a ningún resultado, aun cuando de manera natural y comprensible así lo deseemos, sino en aprender a abrirnos, ver con claridad y hacernos amigos de lo que realmente se desarrolla tal como es en este momento. Eso es lo más importante tanto para nuestro bienestar futuro como para nuestro bienestar actual.

Es por ese motivo que te digo que simplemente lo lleves a la práctica lo mejor que puedas y reposes en la consciencia, sin esperar o tratar de forzar en ningún momento un resultado o una buena sensación, sino familiarizándote con el profundo territorio interior de lo que a veces llamamos el paisaje corporal o el paisaje mental, y que también podemos llamar el territorio del dolor, para crecer en modos que mucha gente que padece todo tipo de condiciones relacionadas con el estrés y enfermedades crónicas han encontrado esclarecedores, fortalecedores y liberadores, no solo durante unos pocos momentos aislados, sino a lo largo de días, meses, años e incluso décadas.

Esta es una nueva manera de estar en tu cuerpo, una nueva manera de amar la vida y de relacionarte con ella.

⏱ Pausa 05 segundos

CAPÍTULO 2:
MINDFULNESS DE LA RESPIRACIÓN

Los poetas y los científicos saben bien que nuestro organismo late con los ritmos de nuestros ancestros.
Los ritmos y los pulsos son intrínsecos a toda forma de vida, desde el movimiento pulsátil de los cilios de las bacterias hasta los ciclos de la fotosíntesis y la respiración de las plantas y los ritmos circadianos de nuestro cuerpo y su bioquímica.

Jon Kabat-Zinn, *Vivir con plenitud las crisis*

Tres campanas · ⏱ Pausa 20 segundos

Volvamos una vez más al momento presente. Recuerda que debes permitir que tu atención se dirija, más allá de mis palabras, a la experiencia en ti mismo, a la cual señalan las palabras. Ya sea que estés sentado o acostado, observa si puedes hacer que tu atención se centre, de manera lenta y suave, en la respiración, aproximándote a ella como si te acercases a un animal tímido que toma el sol sobre un tronco en un claro del bosque, silenciosa y amablemente, con el más delicado de los toques, permitiendo que el proceso de la respiración se produzca sin ninguna interferencia por tu parte y simplemente abarcando con tu consciencia las sensaciones producidas en el cuerpo por la respiración, sintiendo la duración completa de la respiración que entra en el cuerpo y la duración completa de la respiración que sale del cuerpo, momento a momento, y respiración tras respiración, mientras estás sentado o acostado, notando en qué zona del cuerpo experimentas con más claridad las sensaciones producidas por la respiración. ¿Es en las fosas nasales, en el vientre, en el pecho, en todo tu cuerpo? Allí donde sea más vívida, permite que la atención se centre en esa zona lo mejor que puedas, cabalgando las olas de tu propia respiración como si tu atención fuese una hoja flotando sobre olas que se agitan suavemente en un lago o en la orilla del mar, cabalgando y sintiendo la duración completa de la respiración que entra en el cuerpo, y cabalgando y sintiendo la duración completa de la respiración que sale del cuerpo, un momento tras otro y otro, y una respiración tras otra y otra, mientras estás sentado o acostado.

⏱ Pausa 60 segundos

Tan solo permanece en contacto con las sensaciones que produce en el cuerpo esta respiración al entrar y esta respiración al salir. Eso es todo. Presta atención, lo mejor que puedas, a las sensaciones de la respiración, un momento tras otro y otro. No hay nada más que hacer, sino tan solo sentir este aspecto de tu vida desplegándose en el único momento que tienes para sentirlo, es decir, este momento.

Observa si puedes instalarte, por así decirlo, en tu consciencia de la respiración, momento a momento, mientras estás sentado o acostado, totalmente alerta, como si pudieras descansar en la consciencia en sí misma y morar en ella cómodamente, en pleno contacto con lo que se despliega, ahora mismo, con la respiración, destacándolo en el escenario central de tu consciencia, justamente aquí, justamente ahora.

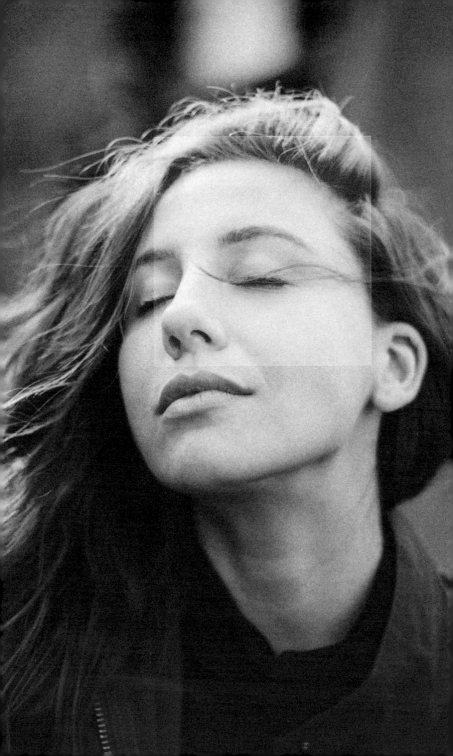

Y permite que todo los demás, ya sean sonidos u otras sensaciones corporales, incluidos los pensamientos, se mueva en los márgenes de tu mente.

⏱ Pausa 60 segundos

Tarde o temprano —y esto te lo garantizo absolutamente—, notarás que tu atención se aparta de la respiración y que la mente se aleja de un modo u otro, tal vez atraída por las intensas sensaciones que te perturban y que experimentas en algún lugar de tu cuerpo; o simplemente pensando, recordando o ensoñando; o tal vez atrapada en pensamientos acerca del futuro, preocupándote por algo o haciendo planes; o quizá atrapada en el aburrimiento o la impaciencia.

Sin embargo, nada de esto es un problema, ni un error por tu parte. Es algo que le ocurre a todo el mundo porque la mente de todos nosotros hace más o menos lo mismo.

Todos nosotros somos especialistas en sabotearnos a nosotros mismos, y la mente suele oscilar bastante, como la superficie del océano dependiendo de las condiciones atmosféricas. Tiende a dispersarse por doquier, sin importar la tarea o disciplina con la que se comprometa. Esa es una de las principales razones por las que nos cuesta tanto concentrarnos en cualquier cosa durante mucho tiempo, sin haber entrenado antes nuestra capacidad de atención. Así pues, esta es una instrucción simple para abordar los momentos en que descubres que la respiración ha desaparecido hace tiempo de tu consciencia. Simplemente sé consciente de lo que hay en tu mente en el momento en que notes que tu atención se aparta de la respiración. Y luego, con delicadeza, reconoce lo que percibes como una sensación, un pensamiento o una emoción, sea lo que sea. A continuación, devuelve suavemente la atención de nuevo a la respiración y sitúala una vez más en el centro del campo de tu consciencia.

Y si percibes que la mente sigue distrayéndose, cada vez que te des cuenta de ello la instrucción es exactamente la misma: sé consciente de lo que hay en tu mente, sea lo que sea, sin importar la fuerza que tenga, si es agradable y desagradable, cargado emocionalmente o no, si es futuro o pasado, aburrido o atractivo. Simplemente déjalo ser mientras acompañas tu atención de vuelta a su objeto primario, que, en este caso, es la sensación de la respiración.

Hacemos esto una y otra vez cada vez que nos damos cuenta de que la mente se ha ido a otro lugar. Y lo hacemos sin juzgarnos a nosotros mismos con dureza, debido a que la mente no permanece quieta o centrada. Esa es la forma de ser de la mente. No es algo personal ni una señal de que no seamos buenos para el mindfulness. Hay tanta atención plena en percibir que la mente se ha alejado de la respiración como en el hecho de ser conscientes de la respiración. Así pues, no puedes equivocarte mientras vuelvas a la consciencia una y otra vez, una y otra vez, justo en este momento tal como es, justo en esta respiración, simplemente sentado o acostado, simplemente descansando en el dominio del ser, habitando tu vida y tu cuerpo con plena consciencia y con el más delicado

de los contactos, en este mismo momento, y este momento [⏱ Pausa 10 segundos], y este momento [⏱ Pausa
10 segundos], y este [⏱ Pausa 10 segundos], reposando en la
consciencia de la respiración, momento a momento,
respiración tras respiración, y simplemente volviendo
a ella una y otra vez con bondad, y reconociendo también cada vez adónde se ha ido, y haciéndolo como si
tu vida dependiese de ello, lo cual puede ser muy cierto, especialmente en lo que concierne a la calidad de
tu vida, hasta que escuches el sonido de las campanas.

⏱ Pausa 2 minutos 40 segundos · Tres campanas

CAPÍTULO 3:
¿QUÉ HACER CON EL DOLOR?

Es importante, para alentar nuestro compromiso y mantener fresca, durante meses, años y hasta décadas, la práctica meditativa, desarrollar una visión personal que pueda guiarnos en nuestro esfuerzo y recordarnos, en momentos críticos, la importancia de encaminar nuestra vida por caminos tan poco frecuentados; porque llegarán días en que nuestra visión sea el único apoyo con que contemos para perseverar en la práctica.

Jon Kabat-Zinn, *Vivir con plenitud las crisis*

Por más excelentes que sean estas instrucciones, si no somos capaces de centrarnos en la respiración durante un periodo, debido a que el dolor que experimentamos en alguna zona del cuerpo hace que se aleje nuestra atención o debido a todos los pensamientos y sentimientos que nos produce el dolor y hasta qué punto nos duele, entonces, este es el momento en que el dolor y el sufrimiento se cruzan en el camino de la práctica del mindfulness.

Así pues, señalaremos ahora algunas estrategias eficaces para trabajar con las sensaciones intensas que pueden interferir a la hora de centrarnos en la respiración o en cualquier otro aspecto de nuestra experiencia, con excepción de la molestia en sí y de todos los pensamientos y emociones exacerbados que, por lo general, la acompañan. Abordaremos el tema de los pensamientos y las emociones en otra sección.

Pero, ahora, nos adentraremos de nuevo en este momento tal como es, tratando de sentir, lo mejor que puedas, las sensaciones producidas por la respiración en tu cuerpo, ya sea en las fosas nasales, en el vientre o en cualquier otra zona donde la percibas con mayor claridad. Mientras estás sentado en la postura meditativa o permaneces cómodamente acostado, tal vez poniendo en tu espalda una almohada para apoyarte, o bien bajo las rodillas, la cabeza o en cualquier otro lugar en el que pueda ser más útil que tengas un poco de apoyo para tu cuerpo, o, si no, acostado sobre tu espalda como mejor te sientas, observa si puedes establecer contacto tan solo con una respiración, incluso si alguna otra zona del cuerpo te duele y reclama tu atención. Tan solo siente esta inhalación, percibiendo si realmente eres capaz de permanecer con ella, tan solo experimentándola. Si es así, entonces observa si puedes extender tu consciencia a la siguiente exhalación y permanecer con ella hasta el final. Y, en caso afirmativo, entonces observa si puedes extender tu atención a la siguiente inhalación, la cual se producirá sin importar cuánto te atraiga alguna otra parte del cuerpo que pueda dolerte o lo preocupado que estés pensando en otra cosa, y mantente en contacto con la inhalación lo mejor que puedas durante esta mitad de la respiración. Y después, si esto ha sido posible, extiende tu consciencia a la siguiente exhalación.

🕐 Pausa 04 segundos

De este modo, estamos centrando la atención en la mitad de la respiración cada vez y manteniendo nuestra atención comprobando si podemos continuar hasta la siguiente media respiración, la exhalación. Mientras tanto, las sensaciones intensas que experimentas en otras zonas todavía siguen ahí, pero intencionalmente estás priorizando el prestar atención a la mitad de cada respiración, orientándote hacia ella y sosteniéndola, orientándote hacia ella y sosteniéndola con un toque muy delicado, pero no obstante con firmeza y resolución, lo mejor que puedas, con un espíritu de descubrimiento, observando lo que es posible. Simplemente tomamos las cosas momento a momento y con la mitad de cada respiración.

⏱ Pausa 15 segundos

Ahora bien, si te das cuenta de que incluso esta estrategia solo es eficaz hasta cierto punto para mantener tu atención centrada en las sensaciones producidas por la respiración, dondequiera que contactes con ella en el cuerpo, hay algo más que también puedes intentar. Y eso es incluir el dolor en la práctica misma, en la zona que reclama tu atención, en lugar de tratar de permanecer tan solo con las sensaciones producidas por la respiración.

Así pues, digamos que estás aquí sentado o acostado, y observas que, de entrada, te resulta posible, durante la mitad de la respiración o durante unas cuantas respiraciones, situar en el centro del escenario de tu consciencia las sensaciones que la respiración produce en tu cuerpo, pero, al momento siguiente, sientes una incomodidad en alguna otra zona del cuerpo, tal vez en la parte inferior de la espalda, la rodilla, el cuello, la cabeza o dondequiera que sea, o quizá en todo el cuerpo, que es tan fuerte que te hace perder el hilo de la respiración y te descubres luchando y deseando que el dolor se alivie un poco para volver a centrarte en tu respiración o incluso que desaparezca por completo para recuperar tu antigua vida. Aquí hay otra estrategia que puedes desplegar en esos momentos.

Observa si puedes dirigir la respiración a la zona dolorida como si enviases la energía de la inhalación directamente a esa región, dondequiera que se encuentre, y luego exhala desde allí también. De esta manera, estarás acoplando la respiración con las sensaciones en la zona dolorida, permitiendo que tu consciencia las sostenga a ambas simultáneamente, de nuevo momento a momento, lo mejor que puedas, permitiendo que la respiración se asiente en esa zona con cada inhalación y partiendo desde ahí con cada exhalación. No intentes hacer que el dolor desaparezca ni reducirlo de ninguna manera, sino tan solo sentir las sensaciones en esa zona, junto con las sensaciones producidas por la respiración yendo y viniendo como las olas del mar que llegan a la playa, y luego se retiran una y otra vez, una y otra vez. Y, otra vez con el más delicado de los toques, quedándote lo mejor que puedas y permaneciendo con esta experiencia, observando lo que sucede y viendo lo que se despliega.

Esta es una manera de incluir tu dolor en la experiencia del momento presente, de la consciencia sin juicios de valor o el mindfulness, una manera de iniciar un proceso de amistad con tu dolor, de extender la alfombra de bienvenida para las sensaciones no deseadas, incluso las muy intensas, y ver lo que sucede cuando las invitas al campo de tu consciencia junto con las sensaciones producidas por el flujo de tu respiración.

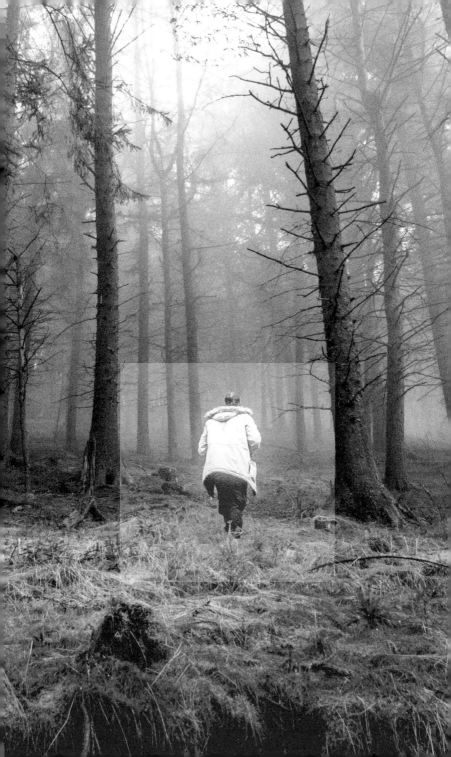

Esto se convierte en una oportunidad perfecta que forma parte de la aventura valiente de trabajar con tu dolor, en lugar de dejarlo de lado, ignorarlo o verte abrumado por él; una oportunidad perfecta para cultivar una mayor intimidad con él. ¿Por qué razón? Por la sencilla razón de que ya está aquí en forma de sensaciones intensas no deseadas. Así pues, alejarte de ellas o incluso tratar de distraerte de ellas, como los estudios científicos han demostrado, solo funciona un poco, si es que en realidad funciona. Es mucho más eficaz, sobre todo con las sensaciones muy intensas, dirigirse directamente a ellas con plena consciencia, por más extraño que pueda parecer.

○ Pausa 05 segundos

Y de ese modo cultivar una mayor intimidad con el dolor que padeces y entenderlo de una manera que puede ser curativa y restauradora, como haces ahora, atendiéndolo con plena consciencia y cierta ternura, aunque solo sea durante breves instantes o atisbos, aunque solo sea durante la mitad de una respiración e incluso la mitad de una inhalación, lo que sea que puedas lograr, y observándolo de esta manera cada vez que te sea posible, una y otra vez. La consciencia de la respiración es un anclaje en el que siempre puedes confiar para ligarte al momento presente y traerte de vuelta a él una y otra vez, como una barca atada a un muelle.

Con el tiempo, es posible que empieces a percibir que tu dolor no se mantiene igual, que no es monolítico, sino que cambia de intensidad e incluso de ubicación en el cuerpo o que se extiende a veces o incluso que se modifican las cualidades de las sensaciones, fluyendo de una sensación a otra, a veces momento a momento u hora tras hora, de maneras a las que, poco a poco, eres más sensible y aprendiendo de ellas.

En este experimento íntimo, que es recuperar tu vida, también puedes incorporar otro elemento que ya hemos mencionado brevemente en la introducción. Puedes preguntarte en los momentos clave en los que percibes sensaciones intensas, si tu consciencia del dolor es el dolor. Obsérvalo por ti mismo. Investiga tú mismo. Compruébalo lo mejor que puedas, incluso en los momentos más insignificantes, y observa si tu experiencia de la consciencia del dolor que experimentas es o no es en sí misma el dolor. Sin embargo, tal vez ya hayas descubierto que no resulta sencillo descansar en la consciencia, en especial cuando experimentas un gran sufrimiento.

Por ese motivo, podemos beneficiarnos mucho cuando aprendemos, con el tiempo, a habitar en esta consciencia que es capaz de abrazar y bañar el cuerpo y sus sensaciones continuamente cambiantes con un corazón abierto, con aceptación y compasión. Pero ¿por qué es de gran ayuda practicar repetidamente, incluso en los momentos más insignificantes, desplegando una alfombra de bienvenida para las sensaciones no deseadas, desagradables y dolorosas, así como para las sensaciones neutras e incluso las placenteras, y cultivando una mayor aceptación e intimidad con ellas?

En este proceso de entablar amistad, del que ya he hablado, no nos disociamos de nuestro dolor, sino que descansamos en su consciencia, y vemos que nuestra conciencia del dolor no es, en sí misma, dolor ni sufrimiento. Al contrario, simplemente descubrimos que hay aspectos de nuestro propio ser que son más grandes que nuestro dolor. Y eso puede enseñarnos cómo establecer unas relaciones más inteligentes con las circunstancias que no podemos forzar a ser de una cierta manera, si bien disponemos de gran libertad en términos de cómo elegimos relacionarnos con ellas para responder conscientemente, en lugar de reaccionar automáticamente y sin atención, y así reintegrar la totalidad de nuestra experiencia, incluyendo los elementos más dolorosos y difíciles, de nuevo en nuestra vida.

De hecho, lo que hacemos es invitarnos a nosotros mismos a reclamar el espectro completo de nuestra experiencia vital, que tan a menudo se ve erosionada y disminuida por mensajes de dolor que a veces, a corto plazo al menos, no permiten que nuestra consciencia los contemple con bondad, compasión, aceptación y apertura intrínsecas, sobre todo en los momentos en que aprendemos a habitar en esta dimensión que suele estar escondida en nuestra vida, esa dimensión oculta de nuestra propia belleza como seres humanos en este mismo instante, y en este, y en este otro, y en el siguiente.

Así pues, durante los próximos 4 minutos, observa si puedes permanecer con tu experiencia momento a momento, aplicando estas instrucciones mientras descansas en la consciencia de tu respiración lo mejor que puedas, y trabajando en las diversas formas que hemos explorado, con las sensaciones intensas que puedan surgir, hasta que escuches el sonido de las campanas.

🕐 Pausa 4 minutos · Tres campanas

CAPÍTULO 4:

TRABAJAR CON LOS PENSAMIENTOS Y LAS EMOCIONES RELACIONADOS CON EL DOLOR

Es muy fácil no darnos cuenta del modo en que nuestros pensamientos crean nuestra realidad. Las pautas de pensamiento influyen muy profundamente en cómo nos vemos a nosotros mismos y a los demás, en lo que creemos posible, en la confianza en nuestra capacidad de aprender, crecer e intervenir en nuestra vida y hasta en lo felices o desgraciados que somos.

Jon Kabat-Zinn, *Vivir con plenitud las crisis*

Mientras permaneces sentado o acostado, sintoniza durante un rato con tu respiración y establece uno o dos o tres ciclos de inhalaciones y exhalaciones.

⏱ Pausa 08 segundos

Permite luego que tu consciencia se expanda más allá de la respiración y más allá del cuerpo para centrarte, durante unos momentos, en cualquier pensamiento o emoción que experimentes, situándolo en el centro del escenario de tu consciencia. Tal vez ya hayas percibido que los pensamientos y las emociones tienen vida propia. Aunque los sucesos mentales surgen y desaparecen rápidamente, a menudo tienen tanto poder y energía que pueden interrumpir fácilmente las sensaciones producidas por la respiración u otras sensaciones corporales, ya sean agradables, desagradables o neutras, o bien la sensación del cuerpo como un todo.

Así pues, mientras estás sentado o acostado, observando si puedes estar en contacto con la respiración y el cuerpo, reconoce también los pensamientos y las emociones que surgen y permanecen unos instantes para disolverse después. De ese modo, identificas cada pensamiento como pensamiento y adviertes su contenido y su carga emocional, tan solo viéndolo, lo mejor que puedas, surgir y desvanecerse sin dejarte atrapar por el contenido del pensamiento o la emoción. Sin embargo, si te dejas arrastrar o te pierdes, una vez que lo adviertas, retorna de nuevo, si eso te sirve de ayuda, a la consciencia del pensamiento y las emociones por medio de las sensaciones producidas por la respiración.

Por supuesto, nuestras vidas son complicadas y podemos tener pensamientos sobre cualquier cosa, real o imaginaria, pasada, presente o futura. Sin embargo, cuando tratamos de ver estos pensamientos directamente, constatamos que son esquivos, como animales tímidos, y que se requiere algo de espacio y tranquilidad para detectarlos. Es entonces cuando podemos descubrir que aparecen y desaparecen constantemente, comentando, reaccionando, juzgando o anhelando esto y aquello, y acompañados también de emociones diferentes, por lo general ligadas de manera poderosa a los pensamientos que tenemos y las historias que nos contamos a nosotros mismos con dichos pensamientos. Puedes sentir ahora mismo que esto es cierto si te permites estar muy callado y quieto.

En esta meditación llevamos la consciencia principalmente a los pensamientos y emociones que nos producen las sensaciones que experimentamos en un momento determinado, incluyendo el hecho de que hasta la palabra «dolor» es un pensamiento y no la experiencia en sí que sentimos. Así pues, puede resultar muy útil advertir que tienes muchos pensamientos acerca de la intensa incomodidad que experimentas en tu cuerpo y que, con frecuencia, llamas «dolor». Tal vez podrías intentar no llamarlo dolor en este momento o cuando surja, por lo menos durante un rato, puesto que solo es un pensamiento. Quizá puedes probar a ver si el hecho de pensar que lo que experimentas es dolor, como algo distinto de una sensación intensa, simplemente hace que su intensidad aumente y, tal vez, también el sufrimiento. ¿Por qué no observas una y otra vez para comprobar si esto es cierto? ¿Experimentas alguna molestia en este momento?

A veces nuestros pensamientos sobre las sensaciones intensas adoptan la forma de afirmaciones como: «Me está matando», «Ya no lo soporto más», «¿Cuánto tiempo va a durar esto?», «Mi vida es un desastre», «Nunca me veré libre de este dolor» o «No hay esperanza para mí». Todos tenemos esos pensamientos en ocasiones. Son como tormentas mentales y es totalmente comprensible que los tengamos. Pero resulta útil advertir que tan solo son pensamientos, a menudo pensamientos muy reactivos y no necesariamente verdaderos, aunque podamos pensar que sí que lo son. Y, ciertamente, ninguno de estos pensamientos es el dolor mismo, sino que son, todos ellos, pensamientos acerca del dolor y quizá también una historia que te cuentas a ti mismo sobre el dolor, sin darte cuenta de que tales pensamientos y las emociones que los acompañan pueden muy bien estar contribuyendo a tu experiencia tanto del dolor como del sufrimiento.

El mero hecho de cobrar consciencia de tus pensamientos y emociones acerca del dolor puede que, con el tiempo, tenga un efecto radical a la hora de reducir el grado de sufrimiento que experimentas. Así pues, puedes integrar la consciencia de los pensamientos y las emociones en tu práctica de mindfulness y reconocerlos como pensamientos y emociones cuando aparezcan en el campo de tu consciencia. La consciencia siempre es la misma, tanto si eliges centrarte en los pensamientos, las emociones, las sensaciones corporales o los sonidos, y, de hecho, en cualquier otro aspecto de tu vida. Cuando ves y sientes las sensaciones que experimentas, por más intensas que sean, como meras y simples sensaciones, y descansas en la consciencia de ellas, puedes ver que los pensamientos acerca de las sensaciones solo contribuyen a empeorar las cosas.

Entonces, cuando los reconoces como pensamientos y los dejas estar, sin apartarlos ni perseguirlos, dispones la alfombra de bienvenida para las sensaciones en sí, simplemente porque ya están aquí de todos modos. Así pues, ¿por qué no aceptarlas, percibiendo que esa parte de ti que es consciente de las sensaciones, los pensamientos y las emociones no es, en sí misma, el dolor, ni está regida por estos pensamientos y sentimientos en absoluto? Los conoces directamente más allá de todas las historias, descripciones e etiquetas conceptuales. Cuanto menos te identifiques con ellos como «tu» dolor o «tu» sufrimiento o la verdad sobre ti, dispondrás de más libertad desde ese mismo instante.

Esta consciencia de que los pensamientos son solo pensamientos, y las emociones solo emociones y no la

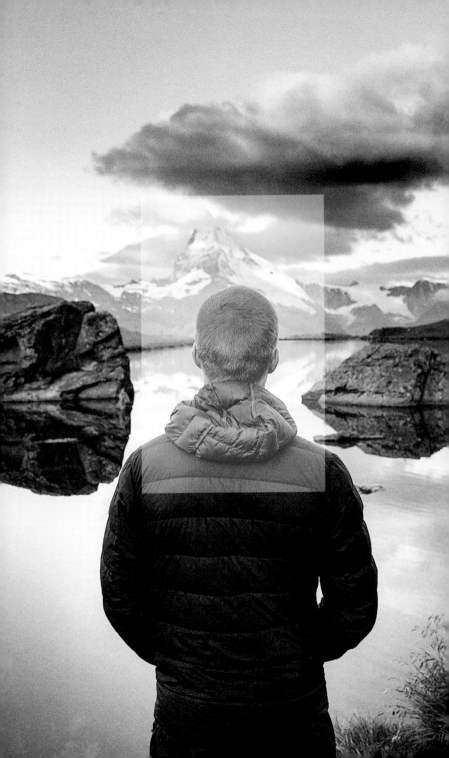

verdad de las cosas, es una lente que puedes aplicar a todos los aspectos de tu experiencia, tanto cuando cultivas formalmente el mindfulness durante periodos específicos del día dedicados a ello —tal como estamos haciendo ahora juntos—, como cuando participas en el resto de actividades de tu vida cotidiana. Así pues, por favor, observa si puedes ser consciente de los pensamientos y las emociones que surgen mientras sigues sentado aquí o acostado en contacto con la respiración en tu cuerpo, momento a momento, hasta que oigas el sonido de la campana.

⏱ Pausa 3 minutos · 3 campanas

CAPÍTULO 5:
DESCANSAR EN LA CONSCIENCIA: UNA PAUSA CONSCIENTE DE SEIS MINUTOS

Siempre podemos preguntarnos si la presión del tiempo nos desborda: «¿Cómo podemos robar tiempo a "lo que tenemos que hacer" para practicar el no hacer?». Y si, por otra parte, nos sentimos aislados y aburridos y lo único que tenemos es tiempo, podemos preguntarnos: «¿Cómo podemos llenar ese tiempo vacío con "nada"?». La respuesta es tan sencilla como directa: *el bienestar, el equilibrio interior y la paz existen fuera del tiempo.*

Jon Kabat-Zinn, *Vivir con plenitud las crisis*

La siguiente meditación guiada dura tan solo seis minutos. Se supone que debes utilizarla siempre que sientas que necesitas estar en contacto contigo mismo y recuperar algún tipo de equilibrio y perspectiva interior en medio de la confusión y las dificultades. Así pues, eres libre para ponerla en práctica tantas veces como quieras, incluso una vez cada hora. Puedes realizarla en casa, en el trabajo, en el autobús o sentado en el parque. Es una manera de utilizar todo lo que estás aprendiendo y de llevarlo contigo a cualquier lugar donde te halles, cada vez que sientas que necesitas confiar en el mindfulness para restaurar un cierto grado de equilibrio, resiliencia y autocompasión. En cualquier caso, no te olvides de adoptar una postura que encarne dignidad, despertar y comodidad.

Tres campanas · ⏱ **Pausa** 30 segundos

En primer lugar, empieza sumergiéndote simplemente en el momento presente tal como es y manteniéndolo en la consciencia lo mejor que puedas, permitiéndote sentir cualquier cosa que sientas, ya sea que te hallas presionado por el tiempo, estresado, agitado, dolorido, o lo que sea que reclame tu amable atención. Sencillamente cobra plena consciencia de esta constelación de sentimientos y circunstancias, sin hacer nada al respecto, sin tratar de que nada desaparezca, sin juzgar la situación ni a ti mismo, sino tan solo desplegando la alfombra de bienvenida para todo lo que está ahí, por el mero hecho de estar ahí, mientras te anclas a la respiración, contemplándola con plena consciencia, momento a momento, en la atemporalidad del ahora.

🕐 Pausa 08 segundos

Ahora sitúa un aspecto particular de tu experiencia en el centro del escenario de tu consciencia, como si pusieras un foco de luz sobre él. Puede ser cualquier cosa en la que quieras centrarte, tal vez una sensación corporal intensa, la historia que te cuentas a ti mismo en este momento o bien una sensación, un pensamiento o una emoción perturbadora e incluso un sentimiento de alegría, y simplemente respira inhalando y exhalando, dentro y fuera, dentro y fuera, simplemente manteniéndolo en tu consciencia con gran ternura, igual que una madre sostendría a su hijo pequeño con plena aceptación y gran amor, tan solo reconociendo y aceptando cualquier sensación que surja como sensación, cualquier pensamiento como pensamiento, cualquier emoción como emoción.

🕐 Pausa 10 segundos

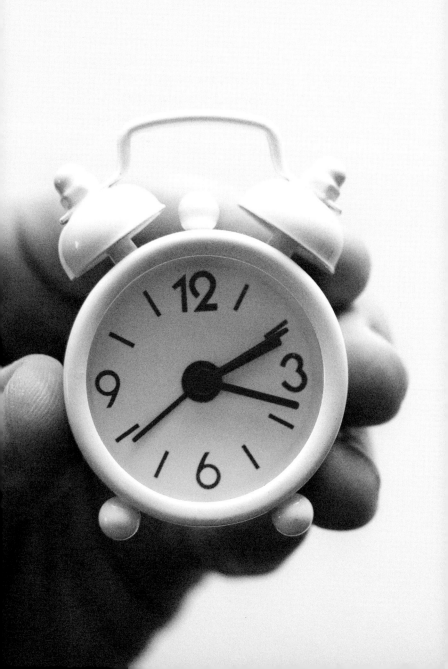

Ahora, durante los tres minutos siguientes, observa si puedes simplemente descansar en la consciencia en sí misma, permitiendo que vayan y vengan todas y cada una de tus sensaciones, pensamientos o emociones. Es como escribir en el agua, mientras moras en la espaciosidad de tu propio corazón, permitiéndote sentir cualquier cosa que se presente para ser sentida y conocer tal como es aquello que debes conocer, simplemente porque ya está aquí, experimentando la espaciosidad de la consciencia misma y el modo en que sientes esta consciencia en tu cuerpo y en tu corazón, tanto en este momento como después, cuando esta breve meditación haya tocado a su fin. Entonces debes proponerte llevar esta consciencia ilimitada, espaciosa y abierta, lo mejor que puedas, incluso durante breves instantes, una y otra vez, a todos los aspectos de tu vida, con el más delicado de los toques, mientras reanudas tus actividades diarias.

⏱ Pausa 10 segundos · Tres campanas · ⏱ Pausa 10 segundos

CAPÍTULO 6:
BREVE ESCÁNER COPORAL

¿Crees que alguien podrá darte, en otro momento, algo más importante que lo que ahora, en esta habitación que te rodea?

William Stafford, *Tú, que escuchas esto, prepárate*

Citado en *La Práctica de la Atención Plena* de Jon Kabat-Zinn

Asume lo mejor que puedas una postura acostada que te resulte lo más cómoda posible, utilizando tal vez algún cojín para apoyar la espalda, si así lo deseas. Pero, si no hay forma de que te sientas cómodo, puedes llevar a cabo este ejercicio estirado en una cama, un sofá, el suelo, lo que más cómodo te resulte. De hecho, incluso puedes hacer, si así lo quieres, este escáner corporal sentado en una silla. En cualquier caso, si estás acostado, por favor, recuerda que el objetivo de meditar acostado no es quedarte dormido, sino ayudarte a despertar. A veces tendrás que abrir los ojos para mantenerte despierto, o incluso, antes de empezar, mojarte la cara con un poco de agua fría. Merece la pena hacer lo que sea necesario para permanecer despierto al máximo durante este ejercicio. No obstante, si el dolor te causa problemas para dormir, siempre puedes utilizar el escáner corporal en ese momento para ayudarte a conciliar el sueño. Pero ahora, mientras estamos practicando, por favor, ten en cuenta que se trata de estar despierto al máximo.

Así que vuelve a sumergirte una vez más en el torrente de tu respiración, sintiendo que el vientre se expande suavemente con cada inhalación y que retrocede cuando expulsas el aire con cada exhalación. Eso es algo que sucede sin que tengas que hacer nada para que el vientre se mueva. Lo hace todo por su cuenta, de igual modo que la respiración entra y sale por sí sola. No tenemos que ayudarla succionando deliberadamente y luego empujando hacia fuera, sino que tan solo dejamos que la respiración fluya naturalmente por sí misma, ya que lo hace muy bien sin nuestra intervención. Y cabalgamos sobre las olas de la respiración en el cuerpo con plena consciencia, un momento tras otro y otro, y respiración tras respiración y respiración, mientras permanecemos acostados. Por supuesto, si tienes algún problema para enfocarte en el vientre, entonces, sintoniza con las sensaciones producidas por la respiración allí donde sean más claras para ti.

Ⓞ Pausa 40 segundos

Asimismo, si experimentas en algún lugar de tu cuerpo una sensación intensa en este momento, tan solo permite que esté ahí. Ten en cuenta que ya dispones de diferentes maneras de trabajar y de entablar amistad con este tipo de sensaciones, de modo que la incomodidad no suponga un obstáculo para tu práctica. Como ya hemos visto, pueden ser socios y aliados que te ayudan a cultivar una mayor consciencia de aceptación y bienestar.

Si, en algún momento, mi guía no te resulta útil, utiliza cualquiera de esas estrategias cuando te des cuenta de que las necesitas, y vuelve luego a mi voz cuando sientas que sería agradable reanudar esta práctica, mientras te voy guiando.

⏱ Pausa 10 segundos

Dispones de varias opciones. Puedes seguir mi guía, siendo consciente de la fuerza de la incomodidad, sin luchar contra ella y permitiéndole ser tal como es, hasta que lleguemos a esa zona particular del cuerpo, y entonces, si te lo permite, la dejas ir cuando cambiemos a otra zona; o bien puedes dirigir cada inhalación hacia la zona de mayor intensidad y exhalar desde esa región, permitiendo que tu consciencia abarque tanto las sensaciones respiratorias como las sensaciones en la zona del cuerpo en cuestión, por muy desagradables que estas sean, hasta que algo cambie. Si lo haces así, puede que quieras volver a mi voz, o bien puedes, en cualquier momento, enfocar tu atención en las sensaciones presentes en esa zona y también en los pensamientos y emociones que puedan surgir mientras descansas en la consciencia, momento a momento, sin tratar de alejar nada ni de perseguir nada en absoluto.

Asimismo, puedes implementar tu propia estrategia y experimentar con ella con un espíritu de innovación, sabiendo que eres tú quien está al mando, y luego retomar mi guía, siempre y cuando eso tenga sentido, para llevar a cabo este escáner corporal relativamente breve. Es probable que, con el paso del tiempo, seas cada vez más capaz de permanecer con mi guía y comenzar a incluir en la consciencia las partes más problemáticas de tu cuerpo, sin apartarte de la secuencia aquí desarrollada.

🕐 Pausa 10 segundos

Así pues, cuando estés preparado, exhala dirigiendo tu atención desde el vientre hasta los pies, siendo consciente de ambos pies al mismo tiempo, momento a momento, y percibiendo que puedes hacerlo sin esfuerzo. Esta consciencia es capaz de contemplar ambos pies al unísono.

Sintoniza ahora con cualquier sensación que experimentes en los pies, o bien con la insensibilidad y la ausencia de sensaciones si, de hecho, no percibes demasiadas sensaciones en dicha zona. Simplemente descansa en la consciencia mientras permaneces ahí, completamente alerta, sumergiéndote en las sensaciones en los pies, junto con las sensaciones de la respiración.

🕐 Pausa 15 segundos

Y ahora lleva la consciencia desde los pies hasta la parte inferior de las piernas. Luego a las rodillas, sintiendo cualquier sensación que se presente, permitiendo que se mezclen las sensaciones de la respiración y las sensaciones en la parte inferior de las piernas y las rodillas; o, alternativamente, siguiendo deliberadamente la respiración hasta la parte inferior de las piernas y las rodillas con cada inhalación y, luego, exhalando desde esa zona hasta la parte superior.

🕐 Pausa 25 segundos

Sigue avanzando luego hasta incluir en la consciencia la parte superior de ambas piernas y todas las sensaciones —o ausencia de sensaciones— que percibas, momento a momento.

🕐 Pausa 08 segundos

Cambia ahora a la pelvis y céntrate en la totalidad de la cuenca pélvica, siendo consciente de todas las sensaciones que se produzcan en dicha zona, incluyendo los puntos donde la pelvis está en contacto con la superficie en la que estés acostado, respirando simplemente con todas esas sensaciones, momento a momento y respiración tras respiración, mientras estás acostado.

🕐 Pausa 10 segundos

Ahora, cuando estés preparado, incluye la parte baja de la espalda y el abdomen, sintiendo una vez más la elevación y la caída del vientre con cada inhalación y con cada exhalación.

🕐 Pausa 30 segundos

Sigue ahora hasta incluir en la consciencia la parte superior de la espalda, la caja torácica, los omóplatos y los hombros, percibiendo también las sensaciones en el pecho a medida que los pulmones se llenan y se vacían de aire. Puede que, si estás muy quieto, sientas incluso los latidos de tu corazón.

🕐 Pausa 60 segundos

Y ahora incluye las sensaciones en ambas manos, empieza por los pulgares y el resto de los dedos, las palmas de las manos y las muñecas.

⏱ Pausa 15 segundos

Permite luego que tu consciencia se desplace desde las manos hasta las muñecas, los antebrazos, los codos, la parte superior de los brazos, las axilas y también de nuevo los hombros, sintiendo la totalidad de los brazos y las manos acunados en la consciencia, junto con todas las demás zonas que has visitado hasta ahora en el cuerpo.

⏱ Pausa 05 segundos

Simplemente descansa ahí, momento a momento, con plena consciencia.

⏱ Pausa 10 segundos

Incluye ahora el cuello y la garganta, sintonizando con todas y cada una de las sensaciones, o la ausencia de sensaciones, en esa zona que, como tantas otras en el cuerpo, esconde mucho estrés y tensión.

⏱ Pausa 10 segundos

Desplázate seguidamente a la cabeza y el rostro, sosteniendo con plena consciencia la totalidad de esta zona corporal, sintiendo lo que sea que sientas ahí, mientras sigues respirando completamente alerta, percibiéndola en su conjunto, reposando en la consciencia de dicha

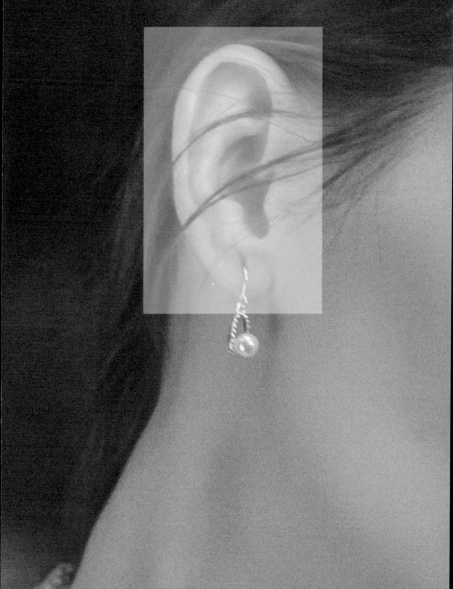

zona. La singularidad de nuestro rostro reside en su maravillosa capacidad para expresar u ocultar emociones y en su belleza intrínseca cuando está descansado y en paz. Por su parte, la cabeza alberga un maravilloso cerebro que, en sí mismo, se halla afinado y perfectamente preparado para cultivar el mindfulness. Siente la totalidad de la cabeza y de los sentidos localizados en ella. Lleva la consciencia a los ojos, los oídos, la nariz, la lengua, los labios y la boca, sosteniendo en la consciencia la totalidad de la cabeza y el rostro, un momento tras otro y otro.

⏱ Pausa 30 segundos

Ahora que esta meditación se acerca a su conclusión, permite que tu consciencia abarque la sensación de tu cuerpo entero acostado, respirando y en contacto con todas y cada una de las sensaciones que aparezcan, ya sean placenteras, desagradables, o ni una cosa ni la otra, reclamando, lo mejor que puedas, el espectro completo de tu experiencia encarnada en este mismo instante, advirtiendo de qué modo la consciencia abarca la totalidad del cuerpo, desde la parte inferior de los pies y las puntas de los dedos, a través de las piernas y brazos y todo el torso, hasta la parte superior de la cabeza.

Y descansa, finalmente, más allá del tiempo, en la quietud de este momento y en la belleza de tu propio corazón abriéndose, simplemente siendo y sabiendo que la consciencia ya es.

⏱ Pausa 4 minutos 30 segundos · Tres campanas

CAPÍTULO 7:
MINDFULNESS EN LA VIDA COTIDIANA

Cuando nos abrimos por vez primera
a la quietud y el silencio, descubrimos
sorprendidos nuestro propio
pensamiento, que puede resultar más
ensordecedor, perturbador y distractivo
que cualquier ruido externo.

Jon Kabat-Zinn, *La Práctica de la Atención Plena*

La verdadera medida del mindfulness es el modo en que habitamos nuestras experiencias y afrontamos nuestros retos mientras vivimos nuestra vida, día tras día y momento a momento. Por supuesto, cuando estamos aquejados de cualquier tipo de dolor crónico, eso se suma a todas las demás tensiones y presiones que ya padecemos y, en ocasiones, podemos descubrirnos esforzándonos tan solo para llegar al final del día o incluso para llegar al siguiente minuto. Hay mucha tensión en nuestro cuerpo y el mindfulness nos enseña, de hecho, a trabajar con esa tensión para que no termine erosionando la calidad de nuestra vida.

Si nos observamos a nosotros mismos, veremos lo contraídos que estamos, defendiendo a nuestro preocupado «yo», atrapados en emociones destructivas y en pensamientos autoderrotistas. Sin embargo, podemos, de hecho, retarnos a nosotros mismos a ser más abiertos de corazón incluso de cara a lo que nos incomoda, más compasivos y comprensivos con nosotros mismos y más comprensivos con los demás, más expansivos y ecuánimes, más equilibrados y optimistas. A fin de cuentas, la vida misma es el verdadero maestro de meditación y la auténtica práctica. Este segmento final de nuestro programa contiene algunos consejos para llevar el mindfulness a cada aspecto de tu vida cotidiana.

Primero. Cuando te despiertes por la mañana, no saltes inmediatamente de la cama. En lugar de ello, date cuenta, durante unos instantes, de que estás despierto y de que este nuevo día está lleno de oportunidades para no perderte ninguno de tus momentos y, en su lugar, residir en ellos con alegría y con un corazón abierto dirigido hacia ti mismo y hacia los demás. Durante unos minutos, cabalga lo mejor que puedas las olas de tu respiración, siendo consciente de todo tu cuerpo acostado en la cama mientras respiras. Luego, levántate con plena consciencia e invítate a estar presente, momento a momento, mientras te lavas los dientes, te duchas y te miras en el espejo. Prepárate para el nuevo día de la manera que acostumbres.

Y, si convives con otras personas, sé consciente del tono de tu voz al darles los buenos días y de cómo te relacionas con ellos, puesto que es muy fácil pasar por alto todos estos aspectos de la vida y caer en el modo de piloto automático. Asimismo, cuando estés en la ducha, intenta estar solamente en la ducha. También es muy fácil distraerse cuando comes. Por eso, observa con plena consciencia la comida y saborea lo que tienes en la boca. Y, cuando llegues al final de la jornada, antes de irte a dormir, dedica unos momentos, acostado en la cama, a contactar de

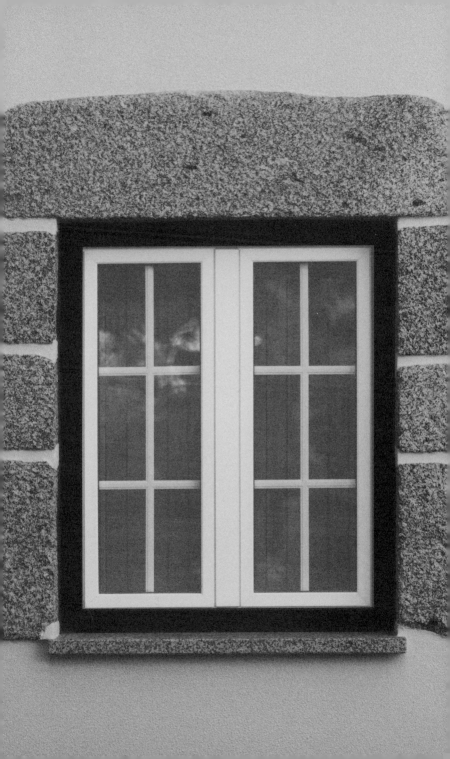

nuevo con la respiración, permitiendo de ese modo que el día empiece y termine con unos momentos de meditación acostado, es decir, cultiva el mindfulness y la apreciación cada día, tanto al empezar como al concluir tu jornada.

Segundo. Deja que el mindfulness oriente lo que vaya a suceder hoy. Tanto si vas a trabajar como si te quedas en casa, decide que vas a procurar que todos tus momentos sean importantes, estando tan encarnado y presente en ellos como te sea posible.

Tercero. Habita todos los momentos que puedas a lo largo del día y hazte amigo de tu cuerpo. Sé consciente de tus límites e infunde bondad y aceptación en ellos, sin olvidar que, si aplicas regularmente la consciencia a dichos límites, sin tratar de llegar a ninguna parte, con el más delicado de los toques, pero aun así con gran determinación, esos límites pueden muy bien retroceder o cambiar de maneras interesantes y potencialmente beneficiosas.

Cuarto. Observa si puedes hacer algo amable por otra persona cada día. Aunque te sientas lastimado, hasta el más mínimo gesto cuenta. Pero asegúrate de que lo haces realmente por esa persona y que no es una forma sutil de perseguir tu propio beneficio.

Quinto. Cultiva la gratitud y la generosidad. Después de todo, tú, como el resto de los seres humanos, solo dispones, por así decirlo, de unos momentos para vivir. ¿Por qué no vivirlos entonces plenamente?

Sexto. Practica cada día como si tu vida dependiera de ello. Probablemente a estas alturas ya sepas que es así.

Te deseo lo mejor.

———◆———

Si deseas acceder a los audios desde **www.letraskairos.com** puedes escanear los siguientes códigos QR con tu dispositivo móvil:

ÁLBUM COMPLETO

INTRODUCCIÓN

CAPÍTULO 1: EL PODER DE LA PRÁCTICA DISCIPLINADA

CAPÍTULO 2: MINDFULNESS DE LA RESPIRACIÓN

CAPÍTULO 3: ¿QUÉ HACER CON EL DOLOR?

CAPÍTULO 4: TRABAJAR CON LOS PENSAMIENTOS Y LAS EMOCIONES RELACIONADOS CON EL DOLOR

CAPÍTULO 5: DESCANSAR EN LA CONSCIENCIA: UNA PAUSA CONSCIENTE DE SEIS MINUTOS

CAPÍTULO 6: BREVE ESCÁNER COPORAL

CAPÍTULO 7: MINDFULNESS EN LA VIDA COTIDIANA